COLEÇÃO

SAÚDE ESSENCIAL

COMO PREVENIR A HIPERTENSÃO

alto astral

Este livro foi revisado segundo o Novo Acordo Ortográfico da Língua Portuguesa.

Editora responsável Jaqueline Lopes
Produção editorial Adriana Oshiro, Iuri Santos, Michele Custódio, Rebecca Crepaldi, Taleessa Silva, Milena Garcia, Érica Aguiar, Thainá Zanfolin, Gabriel Oliveira e Nícolas Messias
Capa Aline Santos

Dados Internacionais de Catalogação na Publicação (CIP)
Angélica Ilacqua CRB-8/7057

C728 Como prevenir a hipertensão / organização de Jaqueline Lopes. -- Bauru, SP : Alto Astral, 2019.
64 p. (Saúde essencial)

ISBN: 978-85-8246-850-0
ISBN: 978-85-8246-718-3 (Coleção)

1. Hipertensão - Obras populares 2. Saúde I. Ortega, Natália II. Série

19-0355

CDD 616.132
CDU 616.12-008.331.1

Índice para catálogo sistemático:
1. Hipertensão - Obras populares

BAURU
Rua Gustavo Maciel, 19-26
CEP 17012-110
Telefone: (14) 3235-3878
Fax: (14) 3235-3879

SÃO PAULO
Alameda Vicente Pinzon, 173
4° andar, Vila Olímpia
CEP 04547-130
Telefone: (11) 5694-4545

E-mail: atendimento@astral.com.br

PREFÁCIO

Um dos problemas que mais afeta brasileiros, a hipertensão, quando não controlada, pode abrir portas para problemas cardíacos mais graves, além de afetar algumas funções essenciais do organismo. Outro ponto que merece atenção é a possibilidade do surgimento de comorbidades, como o diabetes. Quando combinados, os dois problemas podem causar ainda mais danos ao indivíduo. Inúmeros são os fatores que podem ocasionar a pressão alta, como hereditariedade, obesidade, sedentarismo, excesso de sal, estresse e vícios em cigarro e álcool, e a melhor forma para controlar o problema, além do uso de medicamentos quando necessário, é por meio da alimentação equilibrada e da prática de exercícios físicos. Manter hábitos saudáveis, aferir a pressão com regularidade e seguir adequadamente as orientações médicas são medidas que auxiliam no controle da hipertensão, além de trazer mais qualidade de vida.

SUMÁRIO

CAPÍTULO 1

APRESENTAÇÃO

O coração é sempre apontado como um dos principais agentes quando o assunto é a manutenção do corpo humano, já que ele funciona, basicamente, como uma bomba de combustível, pois leva o sangue para todas as suas partes, carregando consigo oxigênio, nutrientes e demais substâncias que garantem equilíbrio ao organismo. Assim, as atividades corporais são garantidas, funcionando de maneira saudável e harmônica.

O órgão integra o sistema circulatório e é comum dizer que ele fica do lado esquerdo do corpo quando, na realidade, ele se localiza na cavidade torácica, entre os pulmões — espaço chamado de mediastino médio. Essa concepção não está totalmente equivocada, pois parte do volume do coração está ligeiramente posicionada no lado esquerdo do tórax

— embora existam casos raros em que parte do orgão esteja orientada para o lado direito.

Se comprometido de alguma forma, problemas cardíacos e circulatórios podem surgir, como a hipertensão arterial, uma das Doenças Crônicas Não Transmissíveis (DCNT), juntamente com diabetes, alguns tipos de cânceres e doenças respiratórias. De acordo com a Organização Mundial da Saúde (OMS), essas doenças são responsáveis por mais de 41 milhões de óbitos por ano no mundo.

A hipertensão arterial é caracterizada pelo aumento anormal, por longos períodos, da pressão que o sangue faz ao circular pelas artérias do corpo e, por isso, fica sendo conhecida como pressão alta. A patologia é conhecida como um dos principais problemas cardíacos que acometem pessoas pelo mundo, podendo abrir portas para diversas complicações. É possível monitorar os valores de pressão arterial e controlá-los por meio da adoção de hábitos saudáveis e de acompanhamento médico.

DADOS PELO MUNDO

Em 2019, a Organização Mundial da Saúde (OMS) traçou 10 metas globais para serem alcançadas no ano. Uma delas é prevenir e reduzir a incidência de Doenças Crônicas Não Transmissíveis (DCNT), principalmente as cardiovasculares, nas quais se encaixa a hipertensão. Juntamente com o diabetes e alguns cânceres, a hipertensão é responsável por cerca de 70% das mortes no mundo.

Outro fator agravante para que o combate a essas condições tenha sido colocado com uma das 10 prioridades da OMS — incluindo ainda a diminuição da poluição, promoção de melhores estruturas para cuidados da saúde em países que se encontram em condições precárias, conscientização a respeito da importância da vacinação e combate à epidemia do HIV — é que estatísticas ainda mostram que 15 milhões de pessoas faleceram prematuramente, ou seja, com idades entre 30 e 69 anos, devido a esses problemas, sendo que mais de 85% dos óbitos ocorreram em países de baixa e média rendas e em desenvolvimento, como é o caso do Brasil.

Uma das ações previstas pela OMS para reduzir a incidência das doenças cardiovasculares em 2019 é trabalhar com os governos dos países para atingir a meta global de redução em 15% da inatividade física até 2030, o que ajudaria a melhorar consideravelmente a qualidade de vida da população, eliminando o sedentarismo e, consequentemente, diminuiria os índices de óbitos.

Mais especificamente no Brasil, o dia 26 de abril foi escolhido como o Dia Nacional de Prevenção e Combate à Hipertensão Arterial. Em um período de 11 anos, entre 2006 e 2017, o Sistema de Vigilância de Fatores de Risco e Proteção para Doenças Crônicas por Inquérito Telefônico (VIGITEL), pôde averiguar, por meio de pesquisas nas principais capitais brasileiras, que a prevalência do problema aumentou consideravelmente. Em 2006 eram 22,6% da população com hipertensão e, em 2017, passou para 24,3%, acometendo mais de 60% dos adultos com 65 anos ou mais.

De acordo com o estudo, mulheres possuem maior incidência de diagnóstico médico de hipertensão arterial em comparação com os homens: foram 26,4% contra 21,7%. Trata-se da doença que mais afeta e mata brasileiros, atingindo mais de 30 milhões, o que significa que a cada quatro pessoas uma é hipertensa. Desses indivíduos, acredita-se que apenas 10% façam o controle adequado da doença. A Sociedade Latino-Americana de Hipertensão (LASH) estima que os diagnosticados com pré-hipertensão possuem cerca de 80% de chances de evoluir para um quadro hipertenso em um ano caso não seja feito o controle adequado da condição logo após ser identificada.

Medidas adotadas no país, como o Dia Nacional de Prevenção e Combate à Hipertensão Arterial e o Maio: Mês da Medida de Pressão (MMM18), campanha incentivada pela Sociedade Brasileira de Hipertensão (SBH) no ano de 2018, corroboram para promover conscientização a respeito da necessidade de manter o controle da pressão arterial, bem como as medidas acordadas entre o governo e a OMS, que visam fomentar a realização de atividades físicas.

POR QUE ACONTECE?

O coração é composto, majoritariamente, por músculos e fibras e mede, aproximadamente, 12cm de altura e 8cm de largura, podendo ser comparado ao tamanho do punho está fechado. Em adultos, um coração pode pesar cerca de 250 a 350 gramas e pulsar, em média, 70 vezes por minuto — valores que podem variar de pessoa para pessoa, dependendo de diversas condições físicas.

Para irrigar os órgãos ou movimentar o corpo, o coração bombeia entre 5 e 6 litros de sangue por minuto e esse processo exerce uma força natural contra a parede arterial. As artérias, por sua vez, são responsáveis pelo transporte desse líquido. Chamamos de pressão arterial é a relação entre o volume de sangue e a resistência apresentada pelas artérias. Quando essa resistência está muito alta, o coração bate mais vezes por minuto para ejetar um determinado volume de sangue e, assim, ocorre a hipertensão, que é, basicamente, a elevação dos níveis de pressão sanguínea nas artérias. O órgão acaba trabalhando sobrecarregado, já que precisa exercer mais força para manter o sangue circulando adequadamente, e a iminência de outros problemas vasculares aumenta significamente.

O valor considerado ótimo da pressão é de 120/80 mmHg ou, como é popularmente conhecido, 12 por 8, e o valor indicado como preocupante é acima de 140/90 mmHg, ou 14 por 9. Quando a pressão do indivíduo está próxima do limite, com a máxima entre 13 e 14 e a mínima em 8 ou 9, algumas precauções devem ser tomadas. Isso porque esses valores podem indicar uma pré-hipertensão e, ainda no início, é possível adotar algumas atitudes para evitar a evolução do quadro e, consequentemente, o uso de tratamento medicamentoso. Mudanças na dieta, como redução do consumo de sal, calorias e bebidas alcoólicas ou, até mesmo, eliminação definitiva desses alimentos, além da prática de atividades físicas, são algumas medidas que podem evitar a doença.

A hipertensão pode ser dividida em três estágios, que são definidos pelos níveis de pressão arterial. Esses índices, quando analisados juntamente com condições relacionadas ao problema que o indivíduo possa vir a ter ou já possua, como diabetes ou histórico de AVC, determinam se há iminência de morte cardiovascular, e se a doença classificada como leve, moderada, alta ou muito alta. Quanto mais alta for, maior será a chance de o paciente precisar de tratamento medicamentoso aliado a hábitos saudáveis.

O estágio 1 é caracterizado pela hipertensão acima de 13 por 9 e abaixo de 16 por 10. O segundo estágio indica hipertensão acima de 16 por 10 e abaixo de 18 por 11. E o terceiro estágio aponta hipertensão acima de 18 por 11.

É comum que grávidas acabem descobrindo ou desenvolvendo o problema durante a gestação, por volta, geralmente, da vigésima semana de gestação. Seja em casos nos quais a hipertensão já estava instalada ou nos quais ela veio a ser desenvolvida, a condição pode acarretar diversos riscos à saúde da gestante e do bebê. Isso acontece pois a pressão alta altera o fluxo sanguíneo da placenta para o feto, causando transtornos que podem provocar sérias complicações, como a diminuição do aporte de oxigênio para o feto em desenvolvimento. No caso da mãe, o quadro hipertenso pode evoluir para a eclâmpsia, condição que pode gerar convulsões no momento do parto e, justamente por isso, é de suma importância que ela faça os exames indicados, bem como tenha acompanhamento médico.

CAPÍTULO 2
COMO CONSEGUIR DIAGNÓSTICO

A falta total ou parcial de sintomas é uma das características da hipertensão. Essa doença pode se manifestar em qualquer fase da vida, da infância à terceira idade.

As razões para o surgimento do problema são diversas, além da hereditariedade. Uma mescla de fatores modificáveis e de não-modificáveis pode concorrer ainda mais para a elevação da pressão arterial.

Nos casos em que a pressão alta ainda não se instalou definitivamente, como o quadro de pré-hipertensão, é possível tomar algumas atitudes para evitar que determinados fatores não agravem a condição. Mudanças de hábitos alimentares e rotinas de atividades físicas podem ser bastante eficazes.

Ao aferir a pressão e identificar picos altos em diferentes dias e condições, é necessário procurar um especialista para obter o diagnóstico e saber o que é preciso fazer a respeito disso. Quanto maior o risco oferecido pelos índices altos da pressão alta, maior será a necessidade de fazer uso de tratamento medicamentoso aliado, é claro, à melhoria na qualidade de vida. Por isso, é importante procurar um clínico geral ou um cardiologista em caso de suspeitas, até mesmo se o indivíduo não constatar pressão alta, mas apresentar fator no histórico que possa ser determinante.

Confirmar o diagnóstico, dependendo da fase da vida e das situações externas e internas que podem influenciá-lo, requer uma análise clínica, que apenas profissionais capacitados podem realizar. No caso de crianças, por exemplo, é muito mais complicado confirmar, pois sexo, idade, altura e até mesmo o local em que a pressão foi aferida influenciam fortemente o resultado. O profissional pode solicitar alguns exames para determinar corretamente o diagnóstico. A partir disso, será possível indicar o tratamento adequado, levando em conta, eventualmente, outros problemas que podem surgir em decorrência da pressão alta.

FATORES DE RISCO

Cerca de 90% dos casos de hipertensão ocorrem por herança genética. Em uma minoria, ela pode ser causada por uma doença relacionada, como distúrbios hormonais da tireoide ou em glândulas endocrinológicas, como a suprarrenal, responsável por secretar hormônios em resposta ao estresse, como o cortisol e a adrenalina.

Como a doença pode se manifestar em diferentes momentos da vida, é difícil afirmar que tipo de fator influencia mais. É um conjunto de variantes. Uma pessoa cujos pais são hipertensos tem mais chances de desenvolver a doença. Já os fatores ambientais, como excesso de peso, consumo exagerado de sal, sedentarismo e dieta inadequada aumentam as possibilidades.

O risco de hipertensão aumenta conforme a idade porque, com o passar dos anos, as artérias acabam se enrijecendo. Assim, quem tem a pressão arterial normal a vida toda pode ter hipertensão na terceira idade, mas a pessoa não obrigatoriamente desenvolverá o problema após os 60 ou 65 anos. Tudo vai dependender dos hábitos adotados no decorrer da vida.

Um dos fatores é o estresse, pois, quando ele é intenso, é capaz de resultar no aumento da frequência cardíaca, fazendo com que o coração se contraia mais. Hormônios como a adrenalina, a noradrenalina e o cortisol são os principais responsáveis por esse efeito, que tem como consequência a intensificação do bombeamento sanguíneo, podendo elevar a pressão.

O sedentarismo é outro fator importante, pois, quando se leva uma vida sedentária, não só o coração, mas o organismo inteiro acaba sofrendo as consequências. Além de ser prejudicado devido ao acúmulo de gorduras indesejáveis, o corpo ainda pode ficar despreparado e enfraquecido, sendo tomado pela indisposição antes mesmo do início de alguma atividade física. A hipertensão é um dos problemas que mais contribuem para a ocorrência de infarto e se dá pela união da má alimentação e da falta da prática regular de exercícios, o que eleva o acúmulo de partículas de gorduras nas artérias (que podem entupir) e resulta em problemas graves.

A obesidade, em decorrência do sedentarismo, também pode ser determinante. Quando a pessoa está muito acima do seu peso ideal, alguns problemas podem refletir diretamente na saúde, como complicações no coração. A obesidade tem maior probabilidade, entre outros fatores mutáveis, de provocar várias doenças, como é o caso do acidente vascular cerebral, problemas cardíacos, hipertensão arterial, colesterol alto e diabetes.

É importante destacar que a hipertensão ainda pode ser desencadeada por outros motivos, como fatores genéticos, neurológicos, psicológicos, metabólicos e até mesmo socioeconômicos. Estão inclusos, ainda, entre os fatores o consumo exagerado de bebidas alcoólicas e de sal, o tabagismo, a alteração dos índices de colesterol e triglicérides, o diabetes, a má alimentação, a arteriosclerose (endurecimento dos vasos sanguíneos), as doenças renais e o período gestacional.

SINTOMAS

Como a doença não apresenta sintomas, seu diagnóstico é mais complicado e, muitas vezes, ela é descoberta durante uma aferição da pressão, após muito tempo já instalada. Mesmo nos casos em que não ocorreram medições arteriais, ela pode se manifestar depois de estar instalada há tempo suficiente para ter causado alguns danos no organismo, gerando complicações em outros órgãos, por exemplo.

Quando não tratada e em um estágio avançado, a hipertensão pode causar dores de cabeça, vômito, falta de ar, agitação e visão borrada em decorrência das lesões que afetam o cérebro, os olhos, o coração e os rins.

No momento em que esses sintomas são detectados, é importante procurar a unidade de saúde mais próxima e aferir a pressão arterial, tomando os cuidados devidos para que o resultado não esteja equivocado. Caso o paciente já tenha algum problema cardíaco, a atenção deve ser redobrada pois, como a pressão alta acontece pela resistência criada quando o sangue tenta fluir pelas artérias, o caminho pode ser dificultado ainda mais quando há prevalência de colesterol alto, com placas de gordura obstruindo a passagem do sangue.

Além disso, alguns fatores ambientais podem alterar os valores aferidos, como o recebimento de uma notícia ruim ou muito surpreendente. Excesso de emoção, refeições pesadas ou esforços físicos intensos também podem desencadear os sintomas. Justamente por isso, para medir a pressão arterial de uma pessoa, alguns passos devem ser seguidos, como permanecer em repouso e evitar atividades bruscas antes do procedimento. Pessoas que já possuem pressão alta podem ter picos de pressão, aparentemente sem motivo, e acabar apresentando os sintomas. Justamente por isso, é importante aferir a pressão de maneira regular. O processo pode ser feito em qualquer farmácia, por exemplo, ou em alguma unidade de saúde ou hospital próximos. Também é possível monitorar a pressão na própria residência, desde que se tenha um aparelho específico adequado. Contudo, especialistas recomendam que esses valores sejam confirmados por um profissional.

DE OLHO NA AFERIÇÃO

Como, geralmente, a doença se apresenta de forma silenciosa, a forma mais eficiente e rápida de verificar sua presença no organismo é por meio da aferição da pressão arterial. Esse procedimento, apesar de simples, muitas vezes pode acabar sendo feito incorretamente, interferindo na interpretação dos valores indicados. A pressão sanguínea é medida em milímetros (mm) de mercúrio (Hg), que divide-se em dois índices. O primeiro é o de pressão arterial sistólica (PAS) ou máxima, aferido quando o coração se contrai durante os batimentos cardíacos, pressionando as artérias. O segundo é o de pressão arterial diastólica (PAD) ou mínima, que mede a pressão exercida nas artérias nos intervalos entre as batidas, quando o órgão dilata. Dessa forma, a pressão arterial é transcrita com o valor da pressão máxima (PAS), seguido por uma barra e o valor da pressão mínima (PAD).

O valor considerado ótimo é o de 120/80 mmHg ou apenas, como é popularmente conhecido, 12 por 8. Um índice considerado normal deve estar abaixo de 130/85 mmHg e, caso a pessoa tenha diabetes ou doença renal, até 130/80 mmHg. A preocupação deve surgir quando a pressão arterial (PA) aferida aponta valores maiores do que 140/90 mmHg, ou 14 por 9. Nesse momento, é recomendado procurar atendimento médico especializado para descartar possibilidade de outros problemas.

Os valores da pressão em pessoas acima de 18 anos podem receber diferentes classificações. Entretanto, é importante salientar que apenas um profissional pode fornecer o diagnóstico de hipertensão. Classifica-se a pressão arterial como:

Ótima: *PAS menor que 120 e PAD menor 80*
Normal: *PAS menor que 130 e PAD menor que 85*
Limítrofe: *PAS de 130 a 139 e PAD de 85 a 89*
Hipertensão estágio 1: *PAS de 140 a 159 e PAD de 90 a 99*
Hipertensão estágio 2: *PAS de 160 a 179 e PAD de 100 a 109*
Hipertensão estágio 3: *PAS igual a 180 e PAD igual a 110*
Hipertensão sistólica isolada: *PAS igual ou maior que 140 e PAD menor que 90.*

Já em crianças, de acordo com Drauzio Varella[1], a análise dos níveis da pressão arterial baseia-se em critérios

Drauzio Varella› médico cancerologista› cientista e escritor brasileiro› formado pela Universidade de São Paulo ‹USP› e conhecido por popularizar informações médicas por meio de participações em programas de rádio e TV estatísticos, usando como referência tabelas com os valores normais da pressão arterial sistólica (PAS) e diastólica (PAD) em crianças e adolescentes da mesma idade, sexo, percentil de estatura, histórico familiar e exames realizados. Assim, percentil (escala montada sobre amostras populacionais) abaixo de 90 indica pressão arterial normal; entre 90 e 95, já pode ser considerado um quadro de pré-hipertensão; e percentil acima de 95 pode indicar a presença de hipertensão. Em toda consulta pediátrica, é recomendado que se faça a aferição da pressão arterial, com o uso de um aparelho adequado à circunferência do braço da criança ou do adolescente. Somente o médico poderá afirmar se a criança é hipertensa ou não, baseando-se nos valores indicados e em outros fatores que podem influenciar.

A medição da pressão arterial é um procedimento simples, que pode ser feito tanto por profissionais da saúde quanto pelos próprios indivíduos ou seus familiares, com o uso de um aparelho específico chamado esfigmomanômetro, podendo ser manual — composto por um estetoscópio, um revestimento para o braço, um mostrador, uma bomba de ar e uma válvula — ou eletrônico, que possui revestimento para o braço e um mostrador.

Mesmo se tratando de algo simples, pequenos fatores podem influenciar no resultado da aferição, alterando consideravelmente os valores normais da pressão arterial. Por isso, alguns cuidados devem ser tomados. É importante o paciente não ter realizado esforços físicos no dia, ter urinado com antecedência e não ter fumado ou ingerido bebidas alcoólicas ou café até 30 minutos antes da aferição. Também deve permanecer sentado em repouso por, pelo menos, 5 minutos, mantendo a respiração normal, apoiando os pés totalmente no chão e, ainda, procurando não falar durante a medição.

Além disso, é importante que a braçadeira seja adequada ao braço, não sendo muito larga ou apertada. O abraço que deve estar apoiado em uma superfície e ficar ao nível do coração. No caso de pessoas obesas, a alternativa para a aferição da pressão é por meio da colocação da braçadeira no antebraço.

Alguns aparelhos também conseguem aferir a pressão arterial nos dedos, no entanto, não devem ser utilizados com frequência, pois existem diferença da pressão nas extremidades e no restante do corpo. Há, ainda, a possibilidade de realizar a aferição na coxa ou na panturrilha em casos nos quais a pessoa possui alguma impossibilidade ou restrição nos membros superiores.

É essencial, também, saber como manusear os aparelhos para aferir a pressão, pois cada um possui um método diferente de uso e, caso algum detalhe se perca, o procedimento acaba não sendo concluído corretamente. Para aferir com esfigmomanômetro manual, é preciso:

Localizar o pulso: encontre a pulsação, pressionando levemente os dedos indicador e médio na dobra do braço, preferencialmente o esquerdo.

Colocar a braçadeira: ela deve ficar pelo menos dois centímetros acima da dobra do braço. Ajuste-a, sem deixar muito frouxa ou apertada, e coloque a ponta do estetoscópio acima da artéria do braço localizada anteriormente. Ajuste a outra parte do estetoscópio no ouvido e comece a inflar a braçadeira com a bomba de ar.

Prestar atenção no som: continue inflando a almofada. A partir de um certo momento, você começará a ouvir a pulsação da artéria. Continue inflando até o som do pulso desaparecer. Quando já não ouvir mais nada, comece a esvaziar a braçadeira de forma bem lenta e, assim que o som do pulso reaparecer, o valor mostrado no monitor do relógio corresponderá à pressão sistólica, também chamada de pressão máxima. Continue esvaziando a braçadeira e, no momento em que o som do pulso desaparecer, o monitor indicará a pressão diastólica, ou mínima. Para fazer uma próxima medição, espere um minuto.

Com os aparelhos digitais, o procedimento é ainda mais simples. Estão disponíveis no mercado diversos modelos diferentes: com o monitor anexado na braçadeira; com o monitor fora da braçadeira; que inflam automaticamente, ou com uma bomba de ar anexada. Alguns aparelhos podem ser colocados tanto no pulso quanto no braço, dependendo do modelo.

Para realizar a aferição com um esfigmomanômetro digital, após seguir os mesmos cuidados necessários com o medidor manual, basta ligar o aparelho e inflá-lo — manualmente ou não. Observe o monitor, inflando a braçadeira até que seja possível ouvir um bip. Espere até que o som acabe e confira o visor. O primeiro valor será o da pressão sistólica; e o segundo, da diastólica. É possível, também, verificar o pulso, indicado em terceiro lugar no monitor. É importante levar o aparelho ao médico para verificar se ele está medindo a pressão corretamente.

EXAMES DISPONÍVEIS

Quando a aferição da pressão é feita e identificam-se valores maiores do que 140 por 90 mmHg, mais medições devem ser realizadas no mesmo dia e nos outros dois subsequentes para averiguar se, de fato, há predominância de pressão alta. É importante confirmar de outras formas, pois pode existir a possibilidade de ser apenas um quadro conhecido como hipertensão do jaleco branco.

O quadro se manifesta pelo simples fato de o indivíduo estar no consultório, diante do médico, o que faz sua pressão subir por conta de fatores emocionais. Essa é uma situação que pode acontecer, principalmente, com crianças. Por isso, o diagnóstico de pressão alta requer muito mais análises antes de ser fechado. Por isso, crianças e adolescentes só podem ser considerados hipertensos após três medições consecutivas, preferencialmente realizadas em ambientes e situações diferentes. É possível diferenciar a hipertensão do jaleco branco da hipertensão arterial verdadeira utilizando métodos de aferição da pressão arterial fora do consultório. Um deles é a Monitorização Ambulatorial da Pressão Arterial (MAPA), em que o indivíduo fica com um aparelho de aferir pressão por 24 horas, e o Monitorização Residencial da Pressão Arterial (MRPA), em que a medição é feita com o aparelho em casa.

Assim como a MAPA e a MRPA, alguns outros exames podem ser pedidos, tanto por clínicos gerais e cardiologistas quanto por cirurgiões vasculares, para confirmar o diagnóstico, verificar as causas do problema e investigar se já existem danos. Os exames pedidos mais comuns são:

Eletrocardiograma: indica a atividade elétrica do coração por meio da fixação de diversos eletrodos em várias partes do corpo.

Cateterismo: para realizar esse exame, há a introdução de um cateter (tubo extremamente fino) para diagnosticar problemas cardíacos ou obstrução nas artérias.

Testes de esforço: o indivíduo se exercita em uma bicicleta ergométrica ou esteira para elevar seus batimentos cardíacos, enquanto isso, eles são monitorados.

Ecocardiograma: esse teste permite fazer uma análise da anatomia e do funcionamento do coração. Em geral, é acompanhado de um exame de som, que verifica o fluxo sanguíneo pelo coração.

Tomografia computadorizada: serve para construir uma imagem do coração.

Ressonância magnética: com ela, é possível obter imagens dos vasos sanguíneos, mostrando onde eles podem estar bloqueados.

De sangue: tem o objetivo de medir os níveis de eletrólitos, ureia, creatinina e gordura.

De urina: com esse exame, faz-se a medição dos eletrólitos e dos hormônios.

Ocular: não-invasivo e indolor, feito para verificar se há danos nos olhos causados pela pressão alta.

Ultrassom dos rins e tomografia computadorizada do abdome: serve para avaliar como estão os rins e as glândulas adrenais (que secretam hormônios).

CAPÍTULO 3

POSSÍVEIS CONSEQUÊNCIAS

Seja devido a estresse, tabagismo, hereditariedade ou algum outro fator determinante, o surgimento da hipertensão requer cuidados assim que for percebida. Por (quase) não apresentar sintomas, a pressão alta tende a demorar para ser diagnosticada e, dependendo do tempo que passou até começar a ser controlada adequadamente, alguns agravantes podem ter sido desenvolvidos, prejudicando coração, rins, artérias e olhos.

Quando há prevalência de outros problemas de saúde, sejam eles cardíacos e/ou crônicos, o risco de complicações se torna ainda maior, como é o caso do colesterol alto e do diabetes, por exemplo. Mesmo não tendo cura, o controle adequado da pressão, por meio de práticas saudáveis e tratamentos, sejam eles alternativos ou clínicos, pode impedir complicações futuras e, até mesmo, o agravamento de problemáticas já existentes.

Todo esse cuidado é necessário para que não ocorram comorbidades, ou seja, a existência de duas doenças ou mais ao mesmo tempo. Uma situação comum de comorbidade é a prevalência de hipertensão e diabetes, podendo uma ser diagnosticada primeiro e, quando existem complicações, a outra depois. A ordem de aparecimento não importa, um diabético pode desenvolver hipertensão e um hipertenso pode apresentar diabetes

COMORBIDADES E COMPLICAÇÕES

Quando o indivíduo possui hipertensão, é necessário atentar-se para que outras patologias não apareçam paralelamente, pois a comorbidade pode agravar sintomas. Diabetes e AVC, por exemplo, são alguns dos problemas que podem se manifestar. É comum, também, que alguns problemas se instalem primeiro e, eventualmente, venham a favorecer o aparecimento da hipertensão.

Um dos problemas mais sérios relacionados à pressão alta é a arteriosclerose, pois ela abre portas para diversas complicações nos órgãos. A pressão alta coloca mais força que o normal nas paredes das artérias e isso, com o tempo, pode causar danos, tornando-as mais propensas ao estreitamento e ao acúmulo de placas de gordura. Essa combinação de fatores reduz o fluxo de sangue para o coração, fazendo com que ele receba menos oxigênio. As artérias, por sua vez, acabam endurecendo com o tempo, o que amplia os riscos de a formação de coágulos de sangue.

A arteriosclerose, geralmente, não apresenta sintomas, a não ser quando uma artéria esteja com a passagem excessivamente restringida, o que pode causar dores no peito ao fazer esforço ou, até mesmo, quando se está em repouso. A diminuição do fluxo sanguíneo acaba deixando o coração sem oxigenação e, sem sangue nem oxigênio, o órgão começa a entrar em falência. Exames como cateterismo, eletrocardiograma, testes de esforço, ecocardiograma e tomografia computadorizada podem ser feitos para identificar o problema antes que esteja muito avançado.

O acidente vascular cerebral pode acontecer quando a pressão dentro das artérias do cérebro é muito grande. Dessa forma, elas podem se romper e, com isso, causar o temido AVC. Pessoas hipertensas têm de quatro a seis vezes mais risco de ter um derrame e, por isso, é preciso atenção especial. No caso do AVC hemorrágico, acontece um sangramento em algum ponto do sistema nervoso, uma condição potencialmente fatal. Também pode ocorrer o AVC isquêmico, em que uma ou mais artérias do cérebro ficam obstruídas e param de receber sangue, deixando o órgão sem oxigenação.

É importante atentar-se aos sinais de derrame e agir o mais rápido possível para evitar sequelas. A pessoa pode apresentar: enfraquecimento no rosto, braço ou perna, especialmente só de um lado do corpo; visão embaçada;

paralisia de uma parte do corpo; tontura ou dor de cabeça, acompanhados de náusea e vômito; confusão mental e, até mesmo, perda de consciência.

É essencial atentar-se a esses sinais e sintomas mesmo quando eles são temporários, durando, por exemplo, cerca de 15 minutos. Essa condição é popularmente conhecida como "miniderrame", e pode ser um sinal iminente do verdadeiro problema, que pode vir a acontecer horas ou meses depois.

O comprometimento das artérias também vale para os rins, resultando na perda progressiva da função excretora do órgão. Quanto mais os vasos renais são danificados, mais alterações ocorrem no processo de eliminação de substâncias. A falta de excreção de volume excedente pode, inclusive, aumentar ainda mais a pressão arterial.

Além de causar problemas para o coração e para os rins, a hipertensão, quando não controlada, pode também atingir a visão, provocando doenças oculares. Os vasos sanguíneos da retina — área atrás do olho onde a imagem é formada — são afetados, problema conhecido como retinopatia hipertensiva. Em geral, os sintomas não são perceptíveis e a retinopatia acaba sendo diagnosticada em exames de rotina dos olhos. Quando surgem, os sintomas podem ser dor de cabeça e problemas para enxergar.

Como o coração fica muito sobrecarregado devido à pressão alta, pois precisa trabalhar mais do que o normal para bombear sangue a todo o corpo, acontece o aumento (hipertrofia) do músculo cardíaco, deixando o órgão maior e mais fraco para bombear sangue com naturalidade, o que pode provocar a insuficiência cardíaca.

Quanto ao diabetes, o cuidado deve ser ainda mais redobrado, pois essa é uma das comorbidades mais comuns, tanto para diabéticos não hipertensos quanto para hipertensos não diabéticos. Isso porque, apesar de serem doenças diferentes, a hipertensão e o diabetes frequentemente caminham lado a lado e, quando combinadas, prejudicam o organismo de diferentes maneiras. O Ministério da Saúde estima que cerca de metade dos diabéticos também sofre de hipertensão, precisando de acompanhamento médico para as duas doenças, além de apontar que a hipertensão é fator de risco para o diabetes e vice-versa.

Existem alguns fatores de risco em comum entre o diabetes do tipo 2 e a hipertensão arterial, como obesidade, sedentarismo e má alimentação. Além disso, o indivíduo tem uma maior propensão a desenvolver problemas renais quando possui diabetes, e isso compromete a eliminação de substâncias pela urina, como o sal e a água, que ficam livres na circulação sanguínea, o que está relacionado ao aumento da pressão arterial.

Como já foi dito anteriormente, mulheres grávidas também podem sofrer complicações devido à hipertensão, como é o caso da eclâmpsia. Existe a possibilidade de pré-eclâmpsia, que ocorre durante a gravidez, geralmente após 20 semanas de gestação, e afeta de 5% a 10% das mulheres, sendo caracterizada por inchaço, pressão alta e presença de proteína na urina.

A pré-eclâmpsia pode surgir de repente e ir evoluindo ao logo das semanas da gestação, mas alguns medicamentos podem ajudar para que a doença não se agrave – ela costuma desaparecer no momento do parto.

O problema pode ocorrer devido a complicações no desenvolvimento dos vasos da placenta logo no início da gravidez, durante implantação do embrião no útero. Ao longo da gestação, a placenta cresce e problemas na vascularização acabam levando a uma isquemia placentária (quando há corte de fluxo sanguíneo para o tecido). A falta de circulação adequada produz uma série de substâncias na placenta que, ao caírem na circulação sanguínea da gestante, causam descontrole da pressão arterial e, até mesmo, lesão nos rins.

Já a eclâmpsia é o problema mais grave de hipertensão que pode aparecer na gravidez, que também inclui a hipertensão gestacional e a pré-eclâmpsia. Nesse caso, a gestante pode sofrer com crises convulsivas. Ao contrário do que era comumente aceito, apesar de possuírem nomes semelhantes, uma doença não pode ser considerada evolução da outra.

A eclâmpsia trata-se, na verdade, de uma manifestação grave da pré-eclâmpsia, mas a maioria das gestantes com pré-eclâmpsia grave acaba não apresentando os quadros de convulsão característicos da eclâmpsia.

É importante que as comorbidades sejam mantidas sob controle, por isso é indispensável o acompanhamento médico para averiguar a possível evolução de algumas delas. Além disso, manter os cuidados básicos, como alimentação balanceada e exercícios físicos, já favorece o controle desses problemas, evitando complicações posteriores.

CAPÍTULO 4

O QUE EXISTE DE TRATAMENTO?

A hipertensão arterial não tem cura, somente em alguns casos, como na eclâmpsia, que deve ser tratada para impedir complicações cardíacas ou renais, por exemplo. Muitas vezes, é possível amenizar a condição por meio da adoção de hábitos saudáveis, buscando manter uma alimentação equilibrada, controlando a quantidade de sódio que é ingerida, exercitando-se regularmente, não possuindo vícios e evitando o estresse.

O uso de medicação depende do diagnóstico e da análise médica, que verificará a necessidade e levará em consideração a existência de comorbidades; e se é possível fazer o controle da pressão arterial com opções alternativas. Geralmente, isso acontece nos casos em que a pressão arterial mantém-se igual ou acima de 14 por 9, mesmo tomando os cuidados adequados, como o uso de remédios vasodilatadores e diuréticos.

Muitas vezes, é interessante aliar atividades paralelas ao tratamento indicado, para garantir maior qualidade de vida e afastar o estresse, um dos fatores que pode elevar a pressão arterial. É possível fazer acupuntura, yoga, pilates e, em alguns casos, até terapia. Combinações de diferentes atividades colaboram para uma melhora significativa no quadro, além de inúmeros outros benefícios.

Devido aos outros problemas que podem surgir e pelos riscos iminentes que a hipertensão descompensada oferece, manter um acompanhamento médico é essencial, bem como evitar seguir orientações de terceiros, seja para prescrição de medicamentos ou indicação de atividades (frequência ideal e intensidade).

Usar os mesmos remédios e realizar a mesma rotina de exercícios que uma outra pessoa pode não ser o mais indicado, pois cada organismo possui sua particularidade. Justamente por isso é imprescindível realizar exames para mapear possíveis danos, e somente um especialista poderá apontar as melhores opções para cada paciente.

MEDICAMENTOS

Usualmente, o médico pode indicar, inicialmente, a diminuição do consumo de sal e a prática de exercícios pelo menos 3 vezes por semana. Entretanto, se mesmo assim a pressão arterial continuar alta, serão indicados remédios para controlar a pressão, que devem ser tomados todos os dias no café da manhã.

O tratamento medicamentoso visa diminuir a resistência vascular que ocorre quando a hipertensão está instalada no organismo, promovendo a dilatação dos vasos. Entre os fármacos anti-hipertensivos, alguns tipos são mais famosos, como os vasodilatadores e os diuréticos.

É importante ressaltar que, para manter a pressão controlada, é possível que, em alguns casos, seja necessário usar vários medicamentos ao mesmo tempo. Eles podem ser do mesmo tipo ou de classes diferentes. Em situações mais simples, o tratamento é realizado com o uso de apenas um tipo de remédio, principalmente nos quadros em que os índices de pressão arterial não ultrapassam absurdamente o limite. Todavia, quando a pressão é superior e não se estabiliza facilmente, o uso de dois ou mais remédios combinados pode ser indicado. Independentemente da situação, seguir as recomendações do especialista é essencial para não ingerir o medicamento errado ou em quantidade superior ou inferior ao indicado e acabar comprometendo a ação do tratamento.

Os remédios vasodilatadores relaxam as artérias e as veias do organismo, facilitando o fluxo sanguíneo e, consequentemente, diminuindo a pressão exercida contra as artérias e o trabalho do coração em bombear sangue para o restante do corpo. Assim, auxilia a melhorar a pressão arterial e evitar a insuficiência cardíaca.

Também há a opção dos medicamentos diuréticos, que atuam diretamente no rim e aumentam a eliminação de água e sal pela urina. O excesso dessas substâncias na corrente sanguínea pode provocar a elevação da pressão, que possui como característica complicações envolvendo os rins que, quando danificados, diminuem a liberação de tais compostos, criando assim um ciclo prejudicial para o organismo. Além de auxiliar na quebr desse ciclo, os diuréticos costumam a aumentar a quantidade de urina, auxiliando na diminuição do inchaço.

Outras soluções fármacas muito usadas no tratamento da pressão alta são os inibidores da enzima conversora da angiotensina, hormônio que aumenta a pressão sanguínea contra as paredes arteriais ao promover a vasoconstrição, dificultando a passagem.

Existem também os beta bloqueadores, medicamentos que, além de ajudar no controle da pressão arterial, diminuem a frequência cardíaca. Isso porque regulam as necessidades de oxigênio do miocárdio com as quantidades transportadas pela via sanguínea por meio das artérias coronárias. Duas versões de fármacos desse tipo podem ser utilizados: os que aumentam o fluxo de sangue ao coração, para quem possui pressão baixa, por exemplo, e os que diminuem o trabalho do órgão, reduzindo, também, suas necessidades, indicados para hipertensos.

Os chamados bloqueadores dos canais de cálcio interceptam a entrada de cálcio nas membranas celulares, diminuindo a excitação e contração dos canais das células. Assim, a frequência cardíaca diminui, aliviando a pressão sanguínea exercida sobre as artérias. Ele também pode agir como um vasodilatador.

Alguns dos medicamentos podem gerar efeitos colaterais em determinadas pessoas, incluindo tonturas, retenção de líquidos, inchaço, alterações na frequência cardíaca, dores de cabeça, vômitos, náuseas, sudorese e, até mesmo, impotência sexual. É essencial procurar o médico e alertar sobre os sintomas, pois, dependendo do caso, é possível diminuir a dose do medicamento ou trocá-lo por outro.

SOLUÇÕES ALTERNATIVAS

É mais do que comprovado que exercícios físicos trazem inúmeros benefícios ao organismo, que vão além da perda de calorias e tonificação de músculos. Problemas de saúde severos, como obesidade, colesterol alto, hipertensão, diabetes e, até mesmo, depressão podem ser prevenidos ou controlados por meio da prática regular de atividades. Além de deixar o organismo mais equilibrado, favorecendo o trabalho do cérebro e eliminando toxinas do sangue, por exemplo, exercitar-se também libera betaendorfina e serotonina, que juntas queimam o excesso de adrenalina e trazem tranquilidade para o indivíduo.

No entanto, não é preciso ser nenhum atleta para prevenir tais problemas. Praticar exercícios pelo menos três vezes na semana já é o suficiente para garantir mais saúde.

As atividades mais indicadas são as aeróbicas, aquelas em que há grande gasto de energia e que trabalham diversos grupos musculares ao mesmo tempo, como dança, ciclismo, natação, corrida e caminhada. No exercício aeróbico, o coração adquire a capacidade de bater menos vezes quando o indivíduo está em repouso. Ou seja, ocorre o efeito chamado de hipertrofia do músculo cardíaco, permitindo que, tanto em esforço quanto em repouso, sejam necessários menos batimentos cardíacos para bombear a quantidade de sangue requerida.

A modalidade a ser escolhida dependerá de diversos fatores, que caberá a um profissional analisar, como o porte físico, o histórico médico e os limites de cada um. Por isso a importância de ter o acompanhamento de um educador físico, em colaboração com um cardiologista, para indicar a melhor prática. Também são indicadas atividades anaeróbicas, como a musculação, que possuem alta intensidade e curta duração. Elas são complementares e favorecem o organismo como um todo. Porém, quem sofre com alguma alteração no coração deve tomar cuidado, fazendo treinos de baixa intensidade.

Alguns exercícios requerem acompanhamento de instrutores ou professores para que sejam realizados adequadamente, a fim de evitar eventuais problemas. As opções são as mais diversas e cabe ao paciente, junto com o especialista, escolher qual mais lhe agrada e fornece mais qualidade de vida.

A zumba é uma escolha bastante popular, caracterizada como uma prática totalmente aeróbica que se baseia nos ritmos latinos, como o merengue e a salsa. Além de ser agitada e fazer muito bem para a mente, a zumba ajuda a perder calorias e tonificar os músculos. E existem algumas versões da atividade, como a Zumba Toning, que trabalha a parte cardiovascular e tonifica a musculatura; a Zumbatomic, especial para crianças, estimulando a concentração; a Zumba in the circuit, com 30 minutos de treino em um circuito, incluindo exercícios de musculação em intervalos programados; a Zumba Gold, em que os movimentos são pensados para pessoas acima de 65 anos; e a Zumba Fitness, geralmente, a mais popular nas academias.

Há também a hidroginástica, que apresenta a vantagem de poder ser praticada por todas as faixas etárias. Ela permite mais flexibilidade, melhora a capacidade aeróbica e a cardiorespiratória, além de favorecer a resistência e a força muscular. Os exercícios feitos dentro d'água aparentam ser leves, no entanto, exigem do corpo mais esforço e gasto calórico, propiciando resultados que podem ser notados em um curto período. A atividade ainda diminui o impacto dos movimentos sobre as articulações, ponto positivo para quem sofre com dores nos membros inferiores.

O pilates é bastante indicado para hipertensos pois é capaz de gerar efeitos favoráveis, melhorando o condicionamento físico, prevenindo outras doenças cardiovasculares e diminuindo situações de estresse, ansiedade e nervosismo, garantindo segurança, bem-estar e qualidade de vida. Também contribui diminuindo os níveis de estresse, deixando o aluno mais calmo e equilibrado não só durante a prática do pilates, mas também no seu dia a dia. O método trabalha com poucas repetições, o que não exige desgaste físico do praticante e elevação da frequência cardíaca. Por meio da respiração sincronizada, há melhora da circulação sanguínea, promovendo maior relaxamento muscular.

A musculação também pode ser uma opção, desde que pensada para os limites do hipertenso. Ela favorece o desenvolvimento de resistência, força e massa muscular quando comparada aos exercícios aeróbicos, sendo ótima para complementar o treinamento aeróbico quando a intenção é perder peso.

Dançar é mais uma das opções recomendadas para hipertensos, pois pode ser uma solução para quem não gosta de realizar musculação ou fazer caminhada, por exemplo. Ela favorece o condicionamento físico e a queima de calorias, além de ser excelente para promover o bem-estar físico e mental também. É possível fazer street dance, tango, samba, forró, dança do ventre... Alternativas não faltam e podem ser realizadas tanto individualmente quanto em grupo ou em duplas.

Alguns métodos orientais, como acupuntura e shiatsu, podem ser recomendados como aliados, juntamente com tratamentos medicamentosos e práticas de atividades físicas, pois auxiliam a diminuir os níveis de estresse, um dos fatores que podem implicar no aumento da pressão arterial. Além disso, as práticas ajudam a proporcionar relaxamento físico, mental e emocional, podendo favorecer o sistema circulatório, assim como contribuir para o bom funcionamento dos sistemas respiratório, muscular, digestivo e até reprodutor.

Independentemente da associação de tratamentos escolhida, o acompanhamento médico é essencial, bem como afastar o sedentarismo e o estresse diário. As práticas podem favorecer a melhora e a prevenção de outras inúmeras condições além da hipertensão, promovendo mais qualidade de vida ao indivíduo.

CAPÍTULO 5

ORIENTAÇÕES DE PROFISSIONAIS

Após o diagnóstico do problema ou até mesmo para preveni-lo, algumas mudanças nas atitudes cotidianas devem ser tomadas, visando obter maior qualidade de vida. A hipertensão descompensada abre portas para outras complicações que podem colocar a vida do indivíduo em risco e, por isso, as medidas adequadas devem ser seguidas durante toda a vida para que não ocorra nenhum problema, tendo em vista que a doença não possui cura.

Ao realizar todos os exames necessários, ter acompanhamento médico e definir um tratamento adequado, é preciso, diariamente, tomar cuidado com maus hábitos, especialmente com o consumo excessivo de sal. A prática de exercícios ou atividades físicas, com acompanhamento profissional, deve ser encorajada pelo menos três vezes por semana para afastar o sedentarismo e melhorar o condicionamento cardiorrespiratório.

Além disso, buscar soluções alternativas colabora para a diminuição do estresse, mas devem servir apenas como um complemento para o tratamento convencional. E, aliado a tudo isso, manter uma alimentação equilibrada é essencial. Quando o problema ainda está no início, apenas a mudança nos hábitos alimentares e a prática de exercícios pode ser suficiente para estabilizar os valores da pressão arterial, como no caso do pré-diabetes.

Quando é necessário o uso de medicamentos, apesar de sua importância, a alimentação balanceada ainda é considerada uma peça-chave. Incluir no prato legumes, verduras e frutas que fornecem nutrientes benéficos para todo o organismo e diminuir a quantidade de sal nas refeições, além de ajudar a estabilizar os níveis de pressão arterial, tende a evitar a retenção de líquidos e, consequentemente, o inchaço.

Hábitos simples, como dormir melhor, também colaboram para o controle do quadro e é possível realizar atividades físicas no próprio lar, caso não seja viável realizar um exercício que requer acompanhamento profissional. Independente de optar frequentar uma academia ou permanecer em casa, toda atividade deve ser prescrita e analisada por um profissional, que se baseará nos exames necessários para indicar a melhor alternativa, bem como suafrequência e intensidade.

O SAL EM FOCO

Além de auxiliar na manutenção do peso, manter os hábitos alimentares saudáveis ainda promove melhor qualidade de vida ao indivíduo, principalmente quando há a presença de algum problema, como é o caso da hipertensão. Além disso, favorece a disposição, tanto física quanto mental, pois fornece os nutrientes necessários para que o cérebro tenha bom funcionamento, bem como auxilia o organismo a trabalhar em de forma harmônica.

O sal é o principal nome abordado quando o assunto é alimentação para hipertensos, pois seu descontrole pode acarretar em complicações para o paciente. O sódio, quando consumido em doses exageradas, tem a propriedade de reter líquidos, o que é necessário para manter as células hidratadas. No entanto, as quantidades de água e de sódio precisam estar em equilíbrio perfeito para que as funções celulares não sejam alteradas. Quando o contrário acontece, o sódio vai para a corrente sanguínea e torna o sangue mais viscoso, dificultando o trabalho do coração e, consequentemente, aumentando a pressão arterial.

Apesar de rotulado como vilão da saúde, o sódio tem um papel importante na alimentação, pois, como muitos minerais, é fundamental para favorecer o metabolismo celular. A substância atua na transmissão dos impulsos nervosos e participa das contrações musculares, do equilíbrio ácido/básico e da absorção de nutrientes pelas células. Além disso, o sódio é fonte de iodo, fundamental para a produção dos hormônios tireoidianos, responsáveis pela taxa metabólica.

Seu déficit pode ocasionar o desenvolvimento do bócio, que nada mais é do que o aumento do volume da glândula da tireoide, sendo possível o aparecimento de alguns nódulos, formando uma saliência maior do que o normal na região do pescoço.

Mas os efeitos nocivos do abuso do sódio não se limitam à hipertensão. Há estudos que indicam que ingerir sódio além do recomendado favorece o desenvolvimento de pedras nos rins, contribui para problemas estomacais, pode agravar casos de depressão ou ansiedade e até diminuir a resistência do organismo à insulina, abrindo caminho para o tão temido diabetes.

Essa ingestão diária, no entanto, pode ser bem fácil de se conseguir, mesmo sem adicionar nenhuma pitada de sal a qualquer alimento. Isso acontece porque o sódio está presente na maioria dos alimentos, mas em quantidades pequenas e ideais. O problema surge quando o sal é adicionado em excesso, ultrapassando os valores diários indicados. Esse excesso ocorre, principalmente, nos produtos industrializados.

Uma pesquisa do Instituto Brasileiro de Geografia e Estatística (IBGE) constatou que o brasileiro consome, em média, três vezes mais sal do que o recomendado. Uma grande contribuição para essa situação vem dos alimentos industrializados, responsáveis pela maior parte do sódio que o brasileiro ingere: algo em torno dos 75%, indica a mesma pesquisa. E é esse mesmo grupo alimentar que esconde ainda outra ameaça para a pressão alta.

É importante também ficar atento a um aditivo chamado glutamato monossódico, bastante utilizado para realçar o sabor dos alimentos industrializados em geral, principalmente pratos prontos. É um composto rico em sódio e um grande inimigo da pressão arterial e do cérebro, que o interpreta como uma toxina estranha ao organismo. Por isso o consumidor precisa ficar atento e ler os rótulos de alimentos antes de ingeri-los.

É indicado que se consuma diariamente ao menos 2g de sódio para o bom funcionamento do metabolismo e das funções vitais, sendo que mais do que isso já pode ser um risco para hipertensos. Alguns temperos naturais conseguem cumprir o papel do sal, substituindo-o em preparos, sem que o sabor seja perdido, como:

Alho: o consumo desse tempero pode ajudar a afastar doenças cardiovasculares, pois diminui o colesterol total, o colesterol ruim (LDL) e o triglicérides no sangue. O grande trunfo do condimento é a presença de alicina, uma substância que é responsável por seu sabor e aroma marcantes. Ela libera o ácido sulfênico, que reage com os radicais livres, inativando-os. É essa substância que dá o odor característico do alho, liberando o antioxidante quando o alimento é picado ou amassado e seu aproveitamento se dá somente se a ingestão for do alimento fresco. Ele pode ser usado no preparo de arroz, refogados, sopas, carnes, peixes e aves.

Cebolinha: é fonte de vitamina A e potássio, auxiliando a proteger a visão e a controlar a pressão arterial. A cebolinha é um ingrediente que pode ser usado em diversos preparos, tais como omeletes, sopas, purês de batata, carnes e saladas. O ideal é usá-la fresca, polvilhada sobre os pratos já prontos, para que suas propriedades sejam preservadas ao máximo.

Louro: ótimo companheiro para o feijão, a erva facilita a digestão de alimentos considerados pesados. É bem-vinda como acompanhamento a outras leguminosas, molhos com tomates e carnes.

Manjericão: uma ótima opção para acompanhar preparos como macarronadas, caldos, arroz, entre outros pratos, a erva alivia os sintomas de resfriados e melhora o trânsito intestinal. O manjericão também ajuda, principalmente, na digestão das gorduras de origem animal e fortalece a saúde dos pulmões.

Páprica: obtida a partir da desidratação de um tipo de pimentão, a páprica pode ser encontrada nas versões doce e picante. A especiaria combina muito bem com carnes e aves, e também pode ser usada para temperar sopas, ensopados e saladas.

Pimenta-do-reino: proporciona um sabor picante aos preparos, além de beneficiar a saúde por conter piperina, responsável pelo seu odor e por aumentar a absorção de outros nutrientes ingeridos na refeição. Estimula a ação das enzimas digestivas do pâncreas e favorece o trânsito intestinal.

O tempero pode ser encontrado nas versões preta e branca, em grãos ou moídas. A primeira vai bem com molho vermelho ou saladas com legumes e peixes. Já a segunda é ideal para temperar molhos branco e rosé, além de sopas cremosas, como de mandioquinha, milho ou cebola.

Salsinha: conhecida por acompanhar a cebolinha, a salsinha possui substâncias que melhoram a circulação sanguínea, o que evita a formação de coágulos. É um anti-inflamatório natural e excelente fonte de cálcio, além de combinar com batatas, omeletes, arroz, massas, tortas, carnes e saladas.

Além disso, outras medidas podem ser adotadas para ajudar a diminuir o consumo de sal, reduzindo gradativamente a quantidade usada para elaborar pratos. Caso a pessoa tenha o costume de colocar uma colher (café) de sal para temperar o arroz, comece a usar dois terços da colher por algum tempo e depois meia colher, até conseguir consumi-lo com uma quantidade mínima.

Além dos temperos citados, é possível também incluir limão, hortelã, coentro, orégano, sálvia e alecrim para conferir mais sabor aos preparos e evitar que a falta do sal seja sentida. É interessante, ainda, evitar os temperos industrializados, especialmente ketchup, mostarda, shoyu, caldos e molhos concentrados, bem como embutidos, como salsicha, mortadela, linguiça, presunto e salame, e conservas. Isso porque a quantidade de sódio presente nesses alimentos costuma ser alta.

ALIMENTAÇÃO SAUDÁVEL

Escolher os ingredientes certos no momento de compor a refeição é o caminho ideal para controlar os níveis de pressão alta. A dieta do hipertenso deve ser balanceada, privilegiando vegetais, carnes magras (como aves e pescados), laticínios desnatados, grãos e cereais integrais, leguminosas (feijão, ervilha, lentilha, grão-de-bico), nozes e castanhas.

Alimentos ricos em sais minerais como potássio, magnésio e cálcio também são essenciais e estão presentes, principalmente, nas frutas e nas hortaliças. Outra recomendação importante para controlar a pressão alta e outras doenças é tomar cuidado com o preparo dos alimentos, que devem ser, preferencialmente, cozidos, assados, grelhados ou refogados. Evite, ao máximo, as frituras.

Evitar açúcares e doces, derivados de leite na forma integral, carnes vermelhas com gordura aparente e vísceras, temperos prontos, alimentos industrializados que vêm em latas ou vidros, itens processados e industrializados, como embutidos, conservas, enlatados e defumados é o indicado para prevenir o aumento de sódio na corrente sanguínea.

Entretanto, se possui a intenção de colher os melhores benefícios a partir do que ingere diariamente, determinados alimentos devem fazer parte da rotina:

Abacate: a fruta é rica em gorduras boas (ômega-3 e ômega-9), que atuam contra o mau colesterol (LDL), além de ser fonte de antioxidantes, como as vitaminas C e E. Outro composto muito benéfico à saúde encontrado no abacate é o ácido fólico (vitamina B9), que tem entre suas funções a de proteger o sistema cardiovascular.

Ameixa: suas fibras absorvem muita água dentro do intestino e facilitam o trabalho desse órgão, deixando o bolo fecal mais macio. A fruta também é fonte de pectina, uma fibra especial que ajuda a diminuir os níveis de colesterol ruim no sangue. As mucilagens — outros componentes da ameixa — ajudam os pulmões a expelir o catarro. Uma dica importante é não deixar de consumir a casca da fruta, já que é nela que se concentram as antocianinas, substâncias que afastam tumores e doenças cardiovasculares, além de impedirem o acúmulo de gordura no sangue, o que facilita o fluxo sanguíneo e diminui a pressão arterial.

Amora: reforça o sistema nervoso e reduz a concentração de mau colesterol no sangue, o que previne ataques cardíacos e derrames. Uma boa pedida é incluí-la nas saladas de frutas. O consumo de amoras também foi relacionado à melhora das funções cognitiva e motora. Além disso, as frutas vermelhas conferem ação hepatoprotetora e preservam a saúde dos olhos.

Aveia: um alimento bastante versátil, a aveia pode fazer parte da preparação de bolos, tortas e pães, ser polvilhada sobre saladas e frutas ou até mesmo ser utilizada em receitas de sucos e vitaminas. Carboidratos, proteínas e minerais como o cálcio, o magnésio e o ferro e ainda é rica em fibras solúveis, em especial, as betaglucanas, que eliminam toxinas do intestino, auxiliando no funcionamento desse órgão, e podem reduzir os níveis de colesterol ruim (LDL) e de açúcar no sangue.

Azeite: ideal para temperar as saladas, carrega consigo uma lista de benefícios. É um poderoso antioxidante rico em polifenois, ou seja, em substâncias capazes de combater os radicais livres, responsáveis pelo envelhecimento das células. Há também as propriedades anti-inflamatórias, além de apresentar gorduras do bem, que têm o poder característico dos ácidos graxos de não transformar a gordura em colesterol ruim.

Batata: o consumo do tubérculo (também conhecido como batata-inglesa), desde que moderadamente, é interessante porque possui substâncias antioxidantes, além de ser rico em fibras, atuar na redução da hipertensão e combater prisão de ventre.

Castanhas: oleaginosas maiores, como nozes, castanha-de-caju e castanha-do-pará e oleaginosas menores, como pistache e amêndoa, são indicadas por conterem e boas gorduras, auxiliando o controle do colesterol. O consumo em excesso, no entanto, pode favorecer o ganho de peso. Por isso, siga a orientação nutricional.

Cereja: possui quercetina, um tipo de flavonoide muito eficiente para diminuir as taxas de colesterol ruim e triglicérides. Além disso, aumenta a ação das enzimas envolvidas na quebra das moléculas de gorduras, tirando boa parte delas do sangue. A fruta ainda é fonte de potássio, mineral indispensável para o músculo cardíaco, e é rica em niacina, uma vitamina do complexo B que previne dores de cabeça e facilita o processo de digestão.

Chia: é considerado um superalimento por conter muitos benefícios à saúde e, em particular, por ser fonte de ômega-3 (ácido alfa-linolênico), que tem a propriedade de combater inflamações no organismo. A presença desse ácido graxo essencial também diminui o risco de várias doenças crônicas como diabetes, problemas cardiovasculares, câncer e hipertensão, devido à ação anti-inflamatória e ao efeito anti-hipertensivo.

Laranja: as propriedades antioxidantes da fruta ganham destaque em relação à saúde do coração, já que é conhecida como uma das principais fontes de vitamina C. É rica em fibras, cálcio, magnésio, potássio, betacaroteno, algumas vitaminas do complexo B, entre outras substâncias. Esses nutrientes agem como antioxidantes, prevenindo danos nas células do organismo, além de ajudarem no controle dos níveis da glicemia e do colesterol.

Couve: o cálcio, presente tanto na hortaliça quanto no leite e em seus derivados, é importante para a coagulação sanguínea e a liberação de hormônios, sendo o esqueleto o principal reservatório dessa substância no organismo. Também atua na prevenção de doenças cardiovasculares devido ao alto teor de ácido fólico, magnésio e vitamina C.

Linhaça: é outro alimento rico em ômega-3, nutriente que beneficia o coração por tornar o sangue mais fluido e, por isso, ajuda no controle da pressão. Por ser um nutriente anti-inflamatório, também auxilia a insulina a funcionar melhor. Além disso, esse ácido graxo essencial é uma gordura boa, que atua como um protetor do coração, já que é um antioxidante com potente ação contra a formação de placas de ateroma, contribuindo para a redução do colesterol total e dos triglicérides.

EXERCITANDO-SE SOZINHO

Muitas vezes, exercitar-se em academias ou ginásios pode acabar sendo inviável pela distância ou pelo custo, mas é possível optar por atividades alternativas e manter-se ativo. Apenas o fato de caminhar diariamente, por cerca de 30 minutos, já favorece bastante a saúde.

Para realizar a caminhada corretamente, basta utilizar tênis com amortecimento específico e roupas leves. A atividade é uma excelente opção para quem deseja começar a exercitar-se ou quem não gosta de musculação, por exemplo. Pode ser feita em qualquer lugar, desde com a frequência e intensidade indicadas por um profissional.

Por ser uma atividade aeróbica, a caminhada, em especial, melhora o sistema cardiovascular e previne doenças cardíacas. Além disso, aumenta o condicionamento físico, estimula o sistema circulatório, acelera o metabolismo, auxilia no emagrecimento, favorece a absorção de cálcio e, se realizada até às dez horas da manhã, facilita a aquisição de vitamina D, em razão da exposição ao sol. Há também a possibilidade de evoluir a caminhada para a corrida, sendo uma ótima opção para quem também quer queimar as calorias extras, já que acelera o metabolismo. Assim como a caminhada, essa atividade é muito acessível: são necessários apenas um bom par de tênis com amortecimento específico para a modalidade e roupas leves que permitam a liberdade dos movimentos. Mas atenção: é sempre bom procurar um cardiologista antes de acelerar o ritmo.

Outra opção é o ciclismo, pois além de favorecer o processo de emagrecimento, pedalar ajuda a diminuir o estresse do dia a dia, já que durante o exercício há a liberação de endorfina e de adrenalina, substâncias que aumentam a sensação de bem-estar. O ciclismo ainda promove outros ganhos, pois é uma atividade que apresenta baixa sobrecarga nas articulações em comparação à corrida ou à caminhada, diminuindo, principalmente, a carga sobre a articulação dos joelhos e da coluna.

Alongamentos também podem ser realizados para melhorar a flexibilidade e o condicionamento físico, além de favorecer a circulação sanguínea. Apenas o ato de subir e descer escadas, por exemplo, já é benéfico e, sempre que possível, é indicado levantar a cada uma hora sentado, para que o fluxo sanguíneo não seja comprometido.

DICAS GERAIS

Manter bons hábitos é essencial para controlar a pressão sanguínea, bem como seguir corretamente o tratamento indicado e alimentar-se adequadamente. Quando a hipertensão se faz presente, é necessário medir o nível de pressão arterial regularmente, a fim de identificar quando está descompensada. Prestar atenção aos sinais de quando está alta, como tontura, dores de cabeça e náuseas, também é imprescindível.

Nas refeições, evitar alimentos ricos em sódio, açúcares e conservantes é necessário, pois os valores diários recomendados de sódio podem ser ultrapassados facilmente devido às altas concentrações dessa substância em alimentos industrializados, por exemplo, o que fomenta o aumento da pressão exercida contra as paredes arteriais.

Investir em preparos de alimentos cozidos, assados, grelhados ou refogados é importante para evitar a ingestão de gordura, que, em excesso, desnivela os índices de colesterol, deixando o LDL (colesterol ruim) em alta. Isso faz com que placas de gordura grudem nas paredes da artéria, dificultando a passagem de sangue.

Vícios devem ser eliminados, como as dependências em bebidas alcoólicas e cigarros. Tais atitudes podem favorecer ainda mais o risco de doenças cardiovasculares, trazendo complicações extras para o hipertenso.

O nervosismo deve ser evitado no cotidiano, pois a pressão arterial pode se elevar facilmente em situações estressantes, favorecendo a iminência de complicações cardíacas. Buscar alternativas para relaxar (como a meditação) é essencial para manter a saúde do coração em dia.

Todas essas medidas devem ser seguidas corretamente e acompanhadas por um profissional da saúde. Suas orientações contribuirão para o controle da pressão arterial e para a diminuição dos riscos de doenças cardiovasculares e, por isso, é preciso manter a regularidade em consultas, cultivando bons hábitos, aliados ao uso de medicamentos, quando necessário, e procurando sempre respeitar os limites impostos pela condição.

CONSULTORES

Alessandra Sonego, *fisioterapeuta e acupunturista da clínica Athali Fisioterapia Pélvica Funcional;*
Andrea Brandão, *cardiologista;*
Barbara Rescalli Sanches, *nutricionista*
Caito Júnior, *educador físico especialista em dança;*
Carolina Marques, *nutricionista;*
Cláudia Forjaz, *educadora física;*
Eduardo Freitas da Rosa, *fisioterapeuta*
Fernanda Granja, *nutricionista;*
Greice Caroline Baggio, *nutricionista;*
Hugo Comparotto, *nutricionista;*
Isa Bragança, *cardiologista;*
José Bassit, *fitoterapeuta;*
Marco Túlio de Mello, *coordenador do programa de pós-graduação em Psicobiologia do Departamento de Psicobiologia da Universidade Federal de São Paulo;*
Marcus Mattos, *professor de educação física;*
Maurício Póvoa Barbosa, *ortopedista e médico do esporte;*
Márcia Umbelino dos Santos, *médica e especialista em medicina tradicional chinesa;*
Patricia Bueno, *educadora física;*
Priscilla F. de Arruda Camargo, *professora de educação física;*
Robena Molinari, *nutricionista;*
Tamara Mazaracki, *médica ortomolecular e nutróloga;*
Teresa Labanca, *nutricionista;*
Wesley Almeida, *educador físico;*
Xande Negão, *personal trainer.*

REFERÊNCIAS BIBLIOGRÁFICAS

Artigos *Prevenção Primária da Hipertensão Arterial*, do Departamento de Hipertensão Arterial da Sociedade Brasileira de Cardiologia; *Hipertensão Arterial*, Hospital Sírio-libanês; *Eclâmpsia e pré-eclâmpsia*, do M.D Saúde; *Hipertensão (pressão alta)*, do Ministério da Saúde; *O que é Hipertensão*, da Sociedade Brasileira de Hipertensão; *Pressão alta*, da Sociedade Brasileira de Nefrologia; *Hipertensão arterial infantil*, por Drauzio Varella;

Periódico *7ª diretriz brasileira de hipertensão arterial*, dos Arquivos Brasileiros de Cardiologia da Sociedade Brasileira de Cardiologia

Revista Eletrônica de Enfermagem, da Faculdade de Enfermagem da Universidade Federal de Goiás.

Primeira edição (Março/2019)
Papel de Capa Cartão Triplex 250g
Papel de Miolo Offset 70g
Gráfica GRAFILAR